NOTICE

SUR LES

EAUX MINÉRALES NATURELLES

DE

VICHY

ET SUR LES MALADIES PRINCIPALES POUR LESQUELLES

CES EAUX SONT PRESCRITES.

PARIS

VICTOR MASSON, LIBRAIRE-ÉDITEUR

PLACE DE L'ÉCOLE-DE-MÉDECINE, 17

1855

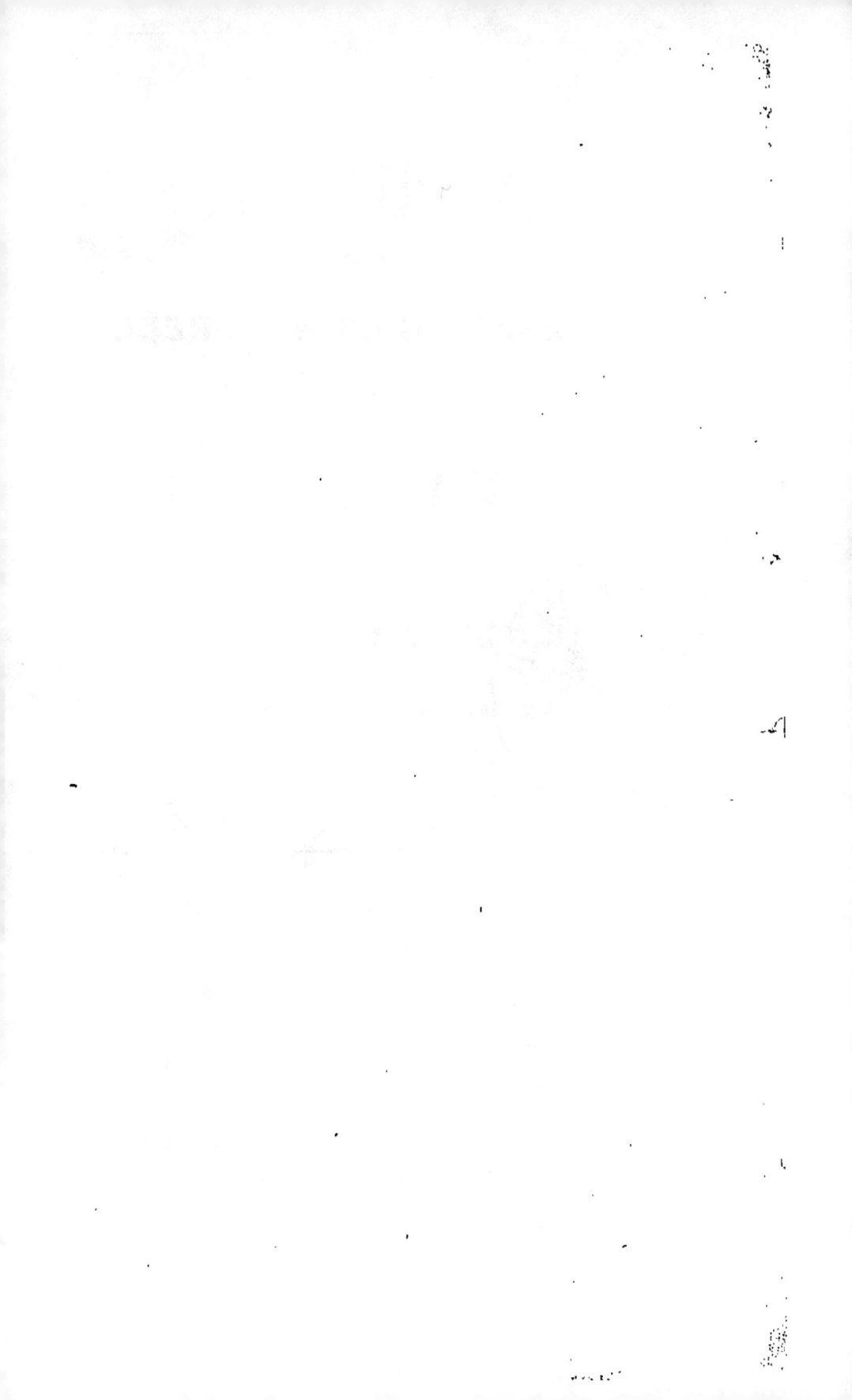

NOTICE

SUR LES

EAUX MINÉRALES NATURELLES

DE

VICHY

ET SUR LES MALADIES PRINCIPALES POUR LESQUELLES

CES EAUX SONT PRESCRITES.

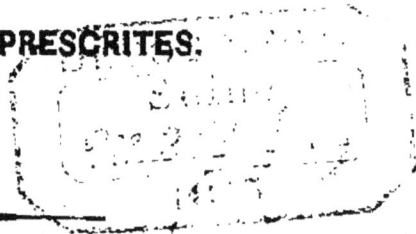

PARIS

VICTOR MASSON, LIBRAIRE-ÉDITEUR

PLACE DE L'ÉCOLE-DE-MÉDECINE, 17.

1855

Extrait de la Loi de Concession de l'Établissement Thermal de Vichy, des 10 et 18 juin 1853.

ART. 3. — Les Concessionnaires auront le droit de percevoir :

1º Par bouteilles de litre d'eau expédiée.........   »   60

2º Pour les Bains, avec 1 peignoir et 2 serviettes.   1   25

3º Pour les Douches ordinaires,   id.....   1   25

L'usage de l'eau pour boisson sur place est gratuit.

ART. 6. La saison commence le 15 mai et finit le 15 septembre.

4011   IMPRIMERIE MAULDE ET RENOU, RUE DE RIVOLI,

SOURCES MINÉRALES

DE

VICHY

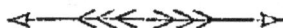

Nous croyons devoir faire précéder cette NOTICE sur Vichy de quelques indications relatives aux différentes sources minérales, à leur température, à leur débit, ainsi qu'aux diverses maladies pour lesquelles chaque source est plus spécialement prescrite.

GRANDE GRILLE.

39 à 40 degrés centigrades ; débit, 96,000 litres par jour. — Est administrée dans les affections lymphatiques, les maladies des voies digestives, les engorgements du foie et de la rate, les obstructions viscérales, les calculs biliaires, la gravelle, etc.

GRAND PUITS CARRÉ ET PETIT PUITS CARRÉ
OU PUITS CHOMEL.

Température, 40 à 44 degrés centigrades ; débit, 240,000 litres par jour. — Prescrites plus spécialement aux personnes atteintes de catarrhe pulmonaire, de dyspnée nerveuse ou simplement de susceptibilité des organes respiratoires.

HOPITAL.

Température, 35 degrés centigrades ; débit, 48,000 litres par jour. — Offre beaucoup d'analogie avec la GRANDE-GRILLE, mais est moins excitante, et convient mieux aux malades délicats, susceptibles, nerveux ou disposés aux congestions et aux hémorrhagies. Cette source agit principalement dans les affections des voies digestives (pesanteurs d'estomac, digestions difficiles, inappétence, gastralgie), métrites chroniques, tumeurs des ovaires, etc.

CÉLESTINS.

Température, 15 degrés centigrades ; débit, 500 litres par jour. — Est souveraine dans les affections des reins, de la vessie, dans la gravelle, les calculs urinaires, la goutte, le diabète.

SOURCES LUCAS ET DES ACACIAS RÉUNIES.

Température, 23 degrés centigrades ; débit, 150,000 litres par jour. — Par leur composition chimique et leurs effets thérapeutiques, ces sources se rapprochent beaucoup de celle des CÉLESTINS, et peuvent être employées avec avantage pour les mêmes maladies.

HAUTERIVE-VICHY.

Température, 15 à 16 degrés centigrades ; débit, 86,000 litres par jour. — Se rapproche des CÉLESTINS quant à ses effets thérapeutiques ; la prédominance de l'acide carbonique la rend plus appropriée à l'exportation.

SOURCE DES DAMES.

Température, 15 à 16 degrés centigrades ; débit, 22,000 litres par jour. — Jouit de propriétés tout à fait spéciales, en raison des principes ferrugineux qu'elle contient en aussi grande quantité que la source LARDY. Elle convient pour l'appauvrissement du sang, la chlorose ou pâles couleurs, les convalescences difficiles, l'adynamie. Elle est également très appropriée aux tempéraments nerveux, surtout chez les femmes hystériques, vaporeuses et irritables, qui ont besoin tout à la fois d'une médication fortifiante et sédative.

SOURCE DU PARC (ANCIEN PUITS BROSSON).

N'ayant été utilisée jusqu'à présent qu'en bains, nous ne pouvons indiquer encore *avec précision* son influence thérapeutique.

NOTICE MÉDICALE

SUR

VICHY

—∞⟨∘⟩∽—

Eaux minérales naturelles. — Eaux minérales artificielles.—Eaux transportées.

Le choix d'une Eau minérale est tout à la fois une chose difficile et une chose grave : difficile, en ce que plusieurs sources, de composition très différente, paraissent jouir de vertus médicinales identiques; grave, en ce qu'une erreur en pareil cas pourrait être préjudiciable non seulement à la santé, mais même à la vie des malades. En effet, une Eau minérale est un médicament qui ne diffère des médicaments ordinaires qu'en ce qu'il s'offre à nous tout préparé par la nature elle-même. L'art, il est vrai, a voulu imiter ici la nature ; mais y a-t-il réussi ? Voici comment s'exprime à cet égard le docteur Constantin James dans son GUIDE PRATIQUE AUX EAUX MINÉRALES ET AUX BAINS DE MER :

« Les Eaux minérales artificielles, même les mieux fabriquées, ne sont, au point de vue de l'analyse chimique et de l'action médicinale, qu'une contrefaçon infidèle et grossière des sources naturelles dont elles ont usurpé le nom. Bordeu les appelait, avec raison, des *Nymphes bâtardes*. Les Eaux artificielles ont le double inconvénient de ne remplir en aucune manière le but du médecin qui les prescrit, et, par suite, de jeter une sorte de défaveur sur les Eaux naturelles. En effet, quand vous voulez envoyer un malade prendre ces Eaux à la source elle-même, souvent il vous objecte qu'il a déjà fait usage des Eaux factices, et qu'il n'en a retiré aucun bénéfice. Vous-même vous partagez quelquefois ses hésitations et ses doutes. Comme s'il existait la moindre analogie, la moindre comparaison entre les Eaux, soi-disant minérales, qui sortent de nos officines, et celles que la nauret

elle-même fait jaillir de ses merveilleux labora-
toires !

« Les Eaux artificielles agissent comme de simples dissolutions salines ou gazeuses, et les Eaux
naturelles transportées leur sont infiniment pré-
férables. (1) »

Telle est l'espèce d'anathème que M. Constantin
James formule contre les Eaux artificielles. Voici
encore, et ceci a surtout pour nous un intérêt tout
particulier, comment il s'exprime à l'égard de Vichy :

« Quand on dissout dans un litre d'eau ordinaire
la même quantité de sels alcalins qui existe dans
un litre d'Eau de Vichy, cette eau artificielle fatigue
beaucoup l'estomac et on n'obtient des effets ni
aussi prompts, ni aussi sûrs qu'avec l'eau naturelle.
L'Eau de Vichy n'est donc pas une simple dissolu-
tion alcaline : il y a, soit dans les principes révélés
par l'analyse, soit dans d'autres encore inaperçus,
une combinaison qui nous échappe, mais dont nous
ne devons pas pour cela méconnaître l'interven-
tion. »

(1) Guide pratique aux Eaux Minérales et aux Bains de
Mer, par le docteur Constantin James, chez Victor Masson,
éditeur, place de l'École-de-Médecine, 17.

Ainsi, d'après M. Constantin James, les EAUX
MINÉRALES ARTIFICIELLES NE MÉRITENT MÊME PAS LA
DÉNOMINATION D'EAUX MINÉRALES. — LES EAUX NA-
TURELLES TRANSPORTÉES LEUR SONT INFINIMENT PRÉ-
FÉRABLES. — LES EAUX ARTIFICIELLES NE PEUVENT
JAMAIS ÊTRE SUBSTITUÉES AUX EAUX NATURELLES. —
Par conséquent, DE SIMPLES DISSOLUTIONS DE BICAR-
BONATE DE SOUDE DANS DE L'EAU NE REMPLACERONT PAS
PLUS L'EAU NATURELLE DE VICHY POUR LA BOISSON,
QU'ELLES NE REMPLACERONT, POUR LE BAIN, LES SELS
NATURELS QUE LA COMPAGNIE FERMIÈRE OBTIENT PAR
L'ÉVAPORATION DES SOURCES. — Enfin, il n'y a au-
cune comparaison à établir ENTRE LES VÉRITABLES
PASTILLES DE VICHY, FABRIQUÉES A VICHY MÊME, PAR
LA SOCIÉTÉ FERMIÈRE, AVEC LES SELS EXTRAITS DES
SOURCES, ET CELLES QU'ON LIVRE HABITUELLEMENT DANS
LE COMMERCE SOUS LE MÊME NOM, BIEN QU'ELLES
N'AIENT PAS LA MÊME ORIGINE.

De l'emploi, en médecine, des Eaux naturelles de Vichy.

Vichy est une petite ville du département de l'Allier, à soixante kilomètres de Moulins, trois cent quatre-vingts de Paris (quatre-vingt-quinze lieues), et à l'embranchement des routes de Moulins à Nîmes, et de Clermont-Ferrand à Vichy. Elle est située dans un petit vallon sur la rive droite de l'Allier, et bordée de coteaux et de collines s'élevant en amphithéâtre. C'est un tableau des plus riants et des plus animés. L'air y est pur, le climat doux, les promenades charmantes et les abords d'autant plus faciles, que, depuis l'année dernière, le chemin de fer arrive jusqu'à Saint-Germain-des-Fossés, distant de Vichy seulement de douze kilomètres. A chaque train, des voitures publiques et particulières attendent les voyageurs, et, par une route des plus pittoresques, les transportent à Vichy en une heure (1).

La saison thermale ouvre le 15 mai et finit le

(1) Saint-Germain-des-Fossés est le point de bifurcation du chemin de Lyon, Roanne et de Clermont-Ferrand. Le trajet de Paris à Saint-Germain se fait en huit heures.

15 septembre. Un médecin inspecteur, deux médecins inspecteurs adjoints, un commissaire du gouvernement, surveillent l'exécution des prescriptions médicales et l'expédition des Eaux.

Les Eaux de Vichy sont, de toutes les Eaux minérales, celles dont on expédie le plus tant en France qu'à l'étranger, ce qui s'explique et par les importants services qu'elles rendent loin de la source, et par l'impossibilité absolue où l'on est d'imiter ces eaux. Nous croyons donc satisfaire au vœu de beaucoup de personnes en indiquant sommairement, dans cette courte Notice, les principales circonstances dans lesquelles elles pourront être employées avec le plus de succès. Il nous eût été facile de puiser les matériaux de cette Notice dans les écrits ou la pratique des médecins spéciaux qui exercent à Vichy. C'est ainsi que les noms de MM. Petit, inspecteur en chef ; Amable Dubois et Villemain, inspecteurs adjoints ; Durand Fardel, inspecteur de Hauterive-Vichy ; Barthez, médecin en chef de l'hôpital militaire ; Noyer, médecin en chef de l'hôpital civil ; Nicolas et Colas, docteurs médecins à Vichy, seraient le plus puissant et le meilleur des patronages. Toutefois, afin d'éviter jusqu'au plus léger soupçon de partialité, il nous a semblé préférable de reproduire simplement l'opinion d'un savant hydrologue qu'aucun lien personnel ne rattache à Vichy, qui a visité, en les comparant, toutes les principales stations thermales de l'Europe, et dont les jugements ont été sanctionnés également et par les malades et par les médecins. Nous avons nommé M. Constantin James.

Les détails qui vont suivre sont *textuellement* extraits du GUIDE AUX EAUX de cet auteur :

« Les sources de Vichy sont au nombre de six principales. Trois jaillissent à côté les unes des autres sous une des galeries du bâtiment des bains : ce sont la Grande-Grille, le Puits Chomel et le Puits Carré. Trois autres sont disséminées dans l'ancienne ville : ce sont la source de l'Hôpital, la source Lucas et la source des Célestins (1).

« Toutes, à l'exception de celle des Célestins, sont thermales, mais à des degrés différents ; elles sont en même temps extrêmement alcalines. Le bicar-

(1) Vichy vient de s'enrichir de trois nouvelles sources : celle de Brosson, celle de Hauterive et celle des Dames. Cette dernière source, dont la température est de 16 degrés centigrades, est une conquête d'autant plus précieuse pour cette station thermale, que, par les principes ferrugineux qu'elle

bonate de soude y existe en si grande abondance, et y prédomine tellement sur les autres principes minéralisateurs, qu'il est impossible de ne pas l'envisager comme l'élément essentiel de leur action.

« L'eau de toutes les sources de Vichy est limpide. Elle n'exhale aucune odeur et a une saveur légère de lessive : celle des Célestins est plutôt aigrelette et piquante. La grande quantité d'acide carbonique que ces sources renferment simule, en s'échappant, une véritable ébullition ; ce gaz est parfaitement pur.

« Il existe également dans l'eau de Vichy une assez notable proportion de cette matière gélatineuse et filante qu'on rencontre dans la plupart des eaux minérales. C'est à la source de l'Hôpital qu'elle paraît être la plus abondante : on est même obligé de nettoyer une fois toutes les semaines le bassin où jaillit cette source, car il se forme au fond un épais dépôt de cette substance.

« Nous allons actuellement passer en revue les

renferme, elle convient parfaitement contre l'appauvrissement du sang, la chlorose ou pâles couleurs, les convalescences difficiles, l'adynamie, etc., etc. Elle est appropriée également aux tempéraments nerveux, surtout aux femmes hystériques, vaporeuses et irritables.

principales maladies contre lesquelles les eaux de Vichy sont le plus utilement conseillées. J'indiquerai aussi quelles sources paraissent convenir le mieux pour telle ou telle affection, car l'emploi médical de ces diverses sources offre des différences plus importantes qu'on ne serait porté à le croire d'après l'analogie de leurs principes constituants. »

Disons ici que les importants travaux exécutés, sous la surveillance du gouvernement, par la Compagnie Fermière ; l'augmentation du débit des sources ; le remplacement général des tuyaux ; l'agrandissement des bains ; le perfectionnement des douches ; la promptitude dans l'expédition des Eaux, ont fait disparaître tous les inconvénients reprochés à l'Établissement thermal, avant sa mise en ferme ; et que les malades trouvent à Vichy maintenant une facilité de traitement qui se rencontre rarement ailleurs au même degré.

Aussi le nombre des personnes qui s'y rendent chaque année va-t-il toujours en augmentant, malgré la prétendue rivalité d'un certain nombre d'autres sources, tant en France qu'à l'étranger, qui n'opèrent souvent leurs plus admirables cures que.... dans les prospectus.

Maladies des voies digestives.

« Toutes les fois qu'il y a atonie des organes de la digestion et que la susceptibilité de la muqueuse intestinale n'est pas trop vive, on peut recourir avec avantage aux Eaux de Vichy. On commence, d'habitude, par la source de l'Hôpital : comme c'est la source qui contient le plus de matières onctueuses, son action, plus douce, est, en général, mieux supportée par l'estomac; mais on ne saurait, au début, la boire à trop petites doses, la moindre imprudence à cet égard ayant pour résultat inévitable d'irriter les organes. Chez certains malades, une eau tout à fait froide, celle des Célestins, réussit mieux.

« L'Eau minérale ne fortifie pas seulement l'appareil digestif, elle agit encore chimiquement sur le suc gastrique, dont elle diminue l'acidité. De là l'importance d'analyser les diverses sécrétions. En effet, les expériences de M. Cl. Bernard, membre de l'Institut, ont suffisamment démontré quelle immense influence exerce sur la digestibilité des substances animales ou végétales l'état acide ou alcalin des divers liquides qui concourent à la digestion.

Maladies du foie et de quelques autres viscères de l'abdomen.

« C'est surtout dans les hypertrophies du foie qu'on obtient souvent des résultats tout à fait extraordinaires. En même temps qu'elles rendent la bile plus fluide, ces eaux excitent la vitalité du tissu hépatique, activent la circulation dans les capillaires, et communiquent plus de ressort au parenchyme de l'organe tout entier : aussi sont-elles éminemment toniques et *désobstruantes*.

« Les engorgements de la rate, ceux du mésentère, de l'épiploon, certaines tumeurs des ovaires, peuvent quelquefois aussi être heureusement modifiés par les sources de Vichy (1).

« Les sources qui paraissent le mieux appropriées à ces divers états morbides sont l'Hôpital et la Grande-Grille. Quand cette dernière source est bien supportée, on la combine souvent, en l'alternant, avec celle des Célestins.

(1) Les eaux de Carlsbad en Bohême sont les seules qui, dans ces cas, puissent lutter avec celles de Vichy, et encore sont-elles souvent beaucoup trop excitantes.

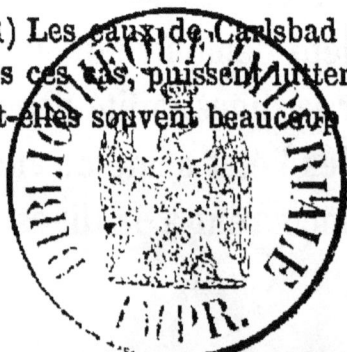

Gravelle et calculs urinaires.

« La gravelle n'est souvent que le premier degré de calculs dont elle constitue le noyau. Une fois déposé dans la vessie, ce noyau s'accroît graduellement par la superposition des substances que l'urine précipite, et arrive un moment où son volume l'emporte sur celui du conduit urétral ; ce n'est plus alors un gravier, c'est une véritable pierre. De là l'importance de dissoudre les graviers dès l'instant où ils se forment.

« La gravelle d'acide urique, ou gravelle *rouge*, est la plus commune de toutes. Comme les alcalis possèdent la propriété de dissoudre cet acide, et que l'urine, par l'effet des Eaux de Vichy, devient promptement alcaline, on comprend tout le parti qu'on peut tirer des combinaisons chimiques dans le traitement de cette espèce particulière de gravelle. En effet, l'acide urique se combine avec la soude pour former un urate de soude, lequel, plus soluble que cet acide, se dissout dans les urines et est ensuite expulsé avec elles. C'est la source des Célestins qui, dans ce cas, paraît préférable : elle est la plus riche en bicarbonate de soude, et, par conséquent, c'est celle qui a le plus de prise sur l'acide urique, pour prévenir la formation de nouveaux graviers ou dissoudre ceux qui existaient déjà.

« C'est contre la gravelle d'acide urique que les Eaux de Vichy possèdent une incontestable efficacité (1). Souvent même l'action dissolvante de ces eaux est tellement rapide, que, dès les premiers verres, les malades, n'apercevant plus dans leurs urines de traces de graviers, se sont effrayés, dans la crainte que ceux-ci ne restassent emprisonnés au sein des organes. C'est que, au contraire, ces graviers avaient été instantanément dissous et entraînés.

« Quelquefois cependant l'Eau de Vichy agit moins comme un agent chimique que comme un stimulant de l'appareil rénal. Dans ce cas, les graviers, au lieu de se dissoudre, sont expulsés en substance du tissu du rein, et charriés ensuite par les urines : aussi les malades les rendent-ils plutôt à la fin qu'au commencement de la cure, car il faut un certain temps pour qu'ils se détachent.

(1) MM. Petit et Mialhe vantent également ces Eaux contre la GRAVELLE BLANCHE.

Goutte et Rhumatisme.

« La goutte, d'après M. Petit, reconnaîtrait spécialement pour cause la présence dans le sang d'un
excès d'acide urique ou des éléments qui servent
à le former : aussi existe-t-elle presque toujours
silmultanément avec la gravelle rouge. L'analogie
entre ces deux affections devient plus frappante
encore lorsqu'on examine la nature des dépôts que
la goutte laisse si souvent autour des articulations
et dans d'autres parties du corps. L'analyse chimique démontre que ces concrétions sont formées le
plus souvent d'urate de soude, et que, par conséquent, elles ont, comme la gravelle rouge, l'acide
urique pour base : ainsi, chez les goutteux, il y a
surabondance d'acide urique. Lorsque la sécrétion
urinaire devient insuffisante pour éliminer cet acide,
ou que, par une cause quelconque, il se trouve dé-
tourné de sa voie ordinaire d'élimination, il se porte
sur diverses partie du corps, mais plus particulièrement sur les articulations et les tissus fibreux,
pour y déterminer ce qu'on appelle une attaque.
Or, pour combattre cette diathèse goutteuse, et par
suite atténuer, sinon guérir la goutte, l'usage des

boissons alcalines, en neutralisant l'excès d'acide urique, constituera le traitement le plus puissant et le plus rationnel. De là l'utilité des sources de Vichy.

« Guy-Patin disait, en parlant des goutteux : *Quand ils ont la goutte, ils sont à plaindre ; quand ils ne l'ont pas, ils sont à craindre.*

« Cette réflexion est parfaitement juste, en tant qu'elle s'applique à cette multitude de recettes exploitées le plus souvent par des personnes qui se proclament bien haut étrangères à la médecine, comme si, parce qu'un médecin ne guérit pas la goutte, il devait suffire de ne pas l'être pour la guérir. Tous ces prétendus spécifiques, par la per-turbation qu'ils apportent dans la vitalité des orga-nes, contrarient la marche régulière de la maladie, et masquent insidieusement les symptômes jusqu'au moment où l'accès éclate plus douloureux et plus terrible. Mais telle n'est pas le mode d'action des Eaux de Vichy, et les goutteux qui ont vu, sous l'influence de ces eaux, leur état s'améliorer, *ne sont pas à craindre*, car ils n'ont pas acheté le repos et le bien-être au prix d'incessantes alarmes.

« Les malades ont d'autant plus de chances de voir s'améliorer la goutte, que celle-ci est plus acide, en d'autres termes, qu'il y a prédominance d'acide urique.

« L'action de ces eaux paraît être à peu près la même contre la goutte acquise et contre la goutte héréditaire.

« L'Eau de Vichy réussit mieux contre la goutte articulaire que contre les autres formes, surtout si les accès se dessinent franchement et sont séparés par des intervalles de calme.

« Il est rare que la médication alcaline fasse disparaître les nodus et autres concrétions tophacées que la goutte dépose souvent autour des articulations ; mais elle triomphe assez facilement des engorgements qui proviennent de la roideur des ligaments et de la contracture des muscles,

« On ne commencera jamais l'emploi de ces eaux pendant la durée même d'une attaque : si celle-ci se déclare, alors que déjà on en fait usage, il faudra à l'instant suspendre le traitement. Toutefois, il est d'observation que, lorsqu'un malade est atteint d'un accès de goutte pendant qu'il prend les Eaux de Vichy, les douleurs sont moins vives et elles durent moins de temps que dans les autres attaques où il n'avait pas encore subi l'influence du traitement alcalin.

« Enfin, les goutteux ont une tolérance remarquable pour les Eaux de Vichy ; aussi boivent-ils
surtout de la source des Célestins, que nous savons
être la plus forte. Sous quelque forme que ces eaux
soient prises, pourvu qu'on ne dépasse point les
doses prescrites (et encore quelques malades le font-
ils impunément), elles sont rapidement absorbées
et ne fatiguent nullement les organes.

« Il est une dernière remarque sur laquelle je
ne saurais trop insister, c'est que les malades, après
leur départ des Eaux, doivent continuer à faire
usage des boissons alcalines. Vous avez pu annihi-
ler l'invasion goutteuse, mais le principe de la
goutte est toujours présent dans l'économie. Crai-
gnez qu'à un moment donné il ne reprenne le
dessus et ne fasse explosion, ce qui arriverait cer-
tainement si vous négligiez de saturer l'acide urique par l'emploi habituel des alcalis.

« Quant au rhumatisme, dont la parenté avec la
goutte n'a jamais été contestée, il trouve également
dans l'action bien dirigée des Eaux de Vichy un
remède des plus héroïques. »

Diabète sucré.

« Le diabète (1) est une affection beaucoup moins rare qu'on ne l'avait cru jusqu'ici. Il se rend tous les ans à Vichy un certain nombre de malades qui en sont atteints : or, la plupart se trouvent très bien de l'usage de ces eaux. Sur quel organe agissent-elles? Il est probable que c'est surtout sur le foie, car les belles et récentes expériences de M. Cl. Bernard ont appris que c'est dans le parenchyme hépatique que se forme le sucre. Cette action des Eaux de Vichy aurait aussi pour effet, d'après M. Mialhe, de restituer au sang l'alcalinité qu'il a perdue par le fait de l'affection diabétique. Quelle que soit, du reste, la théorie à laquelle on s'arrête, il faut toujours, ainsi que le veut M. Bouchardat, combiner avec l'eau minérale un régime fortement animalisé et l'exclusion des substances sucrées ou féculentes.

(1) On désigne sous le nom de *diabète* ou *glucosurie* une maladie principalement caractérisée par une excrétion excessivement abondante d'urine plus ou moins chargée de matière sucrée. Cette maladie était regardée jusqu'alors comme *incurable et toujours mortelle.*

« Tel est l'immense parti qu'on peut tirer des Eaux de Vichy dans le traitement d'une multitude d'affections, même les plus graves. Quant à leur mode d'emploi, on les utilise tout à la fois en boisson, en bains et en douches.

« Je ne parlerai pas des distractions de Vichy. Où trouver ailleurs une société plus distinguée, des relations de meilleur ton, des fêtes plus animées? C'est que, par la nature même des affections qu'on y traite, Vichy recrute surtout sa clientèle parmi les classes les plus élevées de la société, et qu'elles ont de plus le grand privilége d'être à la mode. Or, cette fois du moins, la mode a raison. »

USAGE

DES EAUX DE VICHY

AVEC LE VIN.

Nous n'avons rien à ajouter à cet article si remarquable sur les Eaux de Vichy, que M. Constantin James, dans un autre endroit de son GUIDE, appelle des SOURCES SANS RIVALES EN EUROPE. Disons un mot seulement, à titre de renseignement simple, sur l'usage de ces Eaux avec le vin, et sur le régime alimentaire qui doit être suivi pendant la cure.

Il est une question fort débattue, fort controversée, celle de savoir si, pendant le traitement par les Eaux de Vichy, on doit bannir de son alimentation le vin, le lait, la moindre goutte de vinaigre dans la préparation des mets, et surtout les fruits. On pense que ces substances plus ou moins acides peuvent détruire l'efficacité du traitement.

Ces craintes n'ont aucun fondement. Depuis longtemps les expériences de Wœhler, de Millon, etc., ont parfaitement démontré que les acides organiques, tartrique, citrique, lactique, oxalique, malique, etc., contenus en grande proportion dans la plupart des fruits et notamment des fruits rouges, se détruisent, se brûlent dans l'économie en laissant pour résidu des carbonates alcalins. C'est ainsi que les raisins, les fraises, rendent l'urine fortement alcaline et peuvent opérer des cures dans certaines affections de la vessie, dans la gravelle, la goutte, etc.

Le vin présente des réactions semblables : par son mélange avec l'eau minérale il se décompose immédiatement ; la partie acide, constituée par des tartrates acides de potasse (*crême de tartre*), déplace avec effervescence l'acide carbonique, s'empare de la base, et donne lieu à du tartrate double de potasse et de soude (*sel de seignette*), qui bientôt, par la combustion intraviscérale, est converti en carbonate de potasse et de soude. Dans ces transformations du vin, il n'y a rien de contraire à l'action des bains de Vichy : l'observation journalière prouve que l'urine s'alcalise aussi promptement et même plus promptement par l'usage de l'Eau de Vichy coupée avec un quart de vin, que par l'usage de l'Eau de Vichy pure ; en effet, les principes alcalins du vin viennent s'ajouter à ceux de l'eau minérale.

EAUX TRANSPORTÉES.

Ce que nous venons de dire des Eaux de Vichy s'adresse tout aussi bien aux eaux transportées qu'aux eaux bues à la source. Ces eaux, en effet, se conservent admirablement, tant au point de vue chimique qu'au point de vue médicinal ; de sorte qu'elles rendent loin de la source autant de services qu'à la source même.

Cette conservation si parfaite est due à la fois à la nature même de l'Eau minérale et au soin extrême avec lequel la Compagnie Fermière préside à sa mise en bouteille. Aussi les Eaux de Vichy peuvent-elles traverser les mers, ou rester plusieurs années en dépôt, sans offrir aucune altération appréciable. Toutefois, mieux vaut les avoir fraîchement puisées, et c'est le motif pour lequel LA CAPSULE DE CHAQUE BOUTEILLE PORTE, AVEC LE NOM DE LA SOURCE, LA DATE PRÉCISE DE L'EMBOUTEILLAGE.

Nous avons dit plus haut que *les Pastilles de Vichy* et les *Sels de Vichy pour bains* sont préparés à Vichy même, par les soins de la Compagnie Fermière, avec les éléments salins provenant de l'évaporation des sources concédées à cette Compagnie par les lois des 10 et 18 juin 1853.

Nous terminerons cette Notice en engageant nos lecteurs à consulter :

1º L'ouvrage que le médecin inspecteur des Eaux, M. le docteur Charles Petit, a publié sous ce titre : *Du Mode d'action des Eaux minérales de Vichy et de leurs applications thérapeutiques, particulièrement dans les affections chroniques des organes abdominaux, la gravelle et les calculs urinaires, la goutte et le diabète sucré,* ouvrage dans lequel ce médecin a résumé ce qu'une longue expérience pratique lui a appris sur leurs propriétés.

2º Le Mémoire qu'il vient de faire paraître, et qui a pour titre : *De la Longueur de la Poitrine, considérée dans ses rapports avec l'obésité et la maigreur ; des moyens de combattre l'obésité, et du mode d'action, dans ce cas, des Eaux de Vichy.*

M. Petit ne veut pas laisser croire que l'Eau de Vichy soit le seul moyen de combattre l'obésité.

Toutes les considérations dans lesquelles il entre ont pour but de montrer la part d'action que cette Eau exerce dans ce cas, et qui est de favoriser par l'addition du bicarbonate de soude qu'elle apporte au sang, et dont la présence en suffisante quantité dans ce liquide est indispensable à la combustion de la graisse et à la production de la chaleur dans notre économie ; mais il insiste sur la nécessité de seconder cette action par un régime qui fournisse le moins d'éléments possible à la formation de la graisse, et par un exercice corporel qui puisse développer les mouvements respiratoires, de manière à faire pénétrer dans les poumons la plus grande quantité possible d'air.

3° *Le Traité sur les Eaux de Vichy, considérées sous les rapports chimique et thérapeutique*, par le docteur Durand Fardel, et son *Mémoire sur la médication thermale de Vichy, dans le traitement des maladies de matrice.*

4° Le *Guide aux Eaux de Vichy*, du docteur Barthez, ouvrage qui tire sa principale valeur de son caractère essentiellement pratique.

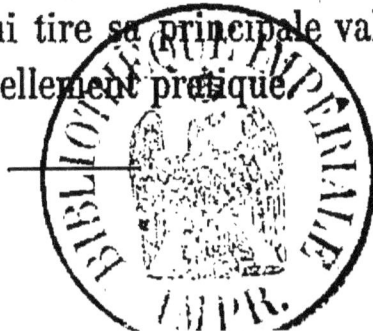

LIBRAIRIE DE VICTOR MASSON
JANVIER 1855.

GAZETTE HEBDOMADAIRE
DE MÉDECINE ET DE CHIRURGIE

BULLETIN DE L'ENSEIGNEMENT MÉDICAL

PUBLIÉ SOUS LES AUSPICES

DU MINISTÈRE DE L'INSTRUCTION PUBLIQUE

ORGANE

DE LA SOCIÉTÉ DE MÉDECINE DU DÉPARTEMENT DE LA SEINE
DE LA SOCIÉTÉ MÉDICALE ALLEMANDE
ET DE LA SOCIÉTÉ D'HYDROLOGIE MÉDICALE DE PARIS.

Rédacteur en chef : le Dr A. DECHAMBRE.

PRIX DE L'ABONNEMENT

POUR PARIS ET LES DÉPARTEMENTS.

Un an, 24 francs. — Six mois, 13 francs. — Trois mois, 7 francs.

Pour l'étranger, le port en sus suivant les Tarifs.

La GAZETTE HEBDOMADAIRE, paraît tous les vendredis depuis le 7 octobre 1853.

L'abonnement peut partir du 1er de chaque mois.

Afin de faire concorder chaque volume de la GAZETTE HEBDOMADAIRE avec le millésime de l'année, le tome premier, commencé en octobre 1853, a été continué jusqu'au 31 décembre 1854. Il contient 65 numéros qui, avec le titre et une table alphabétique raisonnée des matières, forment 1152 pages. Le tome deuxième comprendra l'année 1855 entière, et ainsi de suite.

NOTA. *Le prix du tome premier (15 mois) est de 25 francs. Le volume est envoyé* BROCHÉ *franco ; il est fourni* RELIÉ, *avec dos de veau fauve, s'il est expédié aux frais du souscripteur ou retiré par lui à la librairie* VICTOR MASSON.

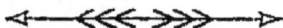

‹——‹‹‹———›››——›

IMPRIMERIE
MAULDE ET RENOU
rue de Rivoli, 114.

www.ingramcontent.com/pod-product-compliance
Lightning Source LLC
Chambersburg PA
CBHW060507210326
41520CB00015B/4138